I0070364

ESSAI

sur

LES EAUX MINÉRALES

DE SAINT-GALMIER,

PAR J. E. F. LADEVÈZE,

Docteur en médecine de la Faculté de Paris, ex-Chirurgien
Aide-Major militaire, Médecin de l'hospice de la ville
de Saint-Galmier, Correspondant de plusieurs Sociétés
savantes, nationales et étrangères.

7e ÉDITION.

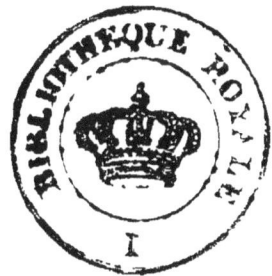

PARIS,

AU DÉPOT GÉNÉRAL, chez M. GUITEL, Breveté,
Fournisseur du Roi à l'ancien Grand Entrepôt d'Eaux minérales,
rue J.-J. Rousseau, 12.

1844.

Le rapprochement de Saint-Etienne et de Lyon des Eaux de Saint-Galmier permet aux habitants de ces deux cités populeuses de s'en procurer avec facilité et à peu de frais. Ces Eaux, mêlées, aux repas, avec le vin dont on fait usage, activent singulièrement la digestion et forment une boisson très agréable.

Pour se procurer des eaux gazeuses de la Font-Fort, aussi fraîches et aussi naturelles que possible, il faut s'adresser, à Saint-Galmier, à M. BADOIT, fermier des Eaux. On en trouve également à ses dépôts indiqués (5ᵉ et 6ᵉ pages).

Ces Eaux sont expédiées telles qu'elles sont prises à la source, sans avoir subi aucune préparation. Il n'en est pas de même de celles qui font sauter le bouchon avec force.

Chaque bouteille devra porter sur le cachet le nom de M. LADE-VÈZE, médecin inspecteur des Eaux.

Le nom de M. BADOIT, directeur et fermier des Eaux, devra aussi se trouver en-dessous du bouchon.

INDICATION DE QUELQUES CAS

OU LES EAUX DE SAINT-GALMIER PEUVENT ÊTRE PLUS
SPÉCIALEMENT EMPLOYÉES.

Les Eaux minérales acidules de St-Galmier, si riches en principes gazeux, rafraîchissants et sédatifs, sont d'une limpidité et d'une fraîcheur remarquables. Leur saveur est piquante et très agréable. Connues depuis un temps immémorial sous le rapport de leurs propriétés bienfaisantes, elles n'ont point dérogé à leur antique réputation, et l'on peut dire qu'elles acquièrent chaque jour de nouveaux droits à l'attention et à la reconnaissance des hommes, par les services éminents qu'elles leur rendent.

Leurs vertus médicales sont constatées par des témoignages si irrécusables, par des cures si nombreuses et si surprenantes, qu'il est tout-à-fait inutile d'y insister. Nous nous bornerons ici à indiquer sommairement quelques-uns des cas où ces eaux sont spécialement salutaires.

Elles conviennent aux personnes dont l'estomac est paresseux, qui digèrent mal; à celles atteintes d'irritations chroniques des membranes digestives, telles que gastrites, gastro-entérites et cardialgies. Elles sont recommandées aux femmes mal réglées, aux jeunes filles qui ne le sont point encore, et chez lesquelles il est urgent que cette hémorragie périodique ait son cours; aux personnes du sexe atteintes de leucorrhée ou fleurs blanches; à celles qui souffrent de quelque maladie organique de l'utérus. Les tempéraments sanguins-bilieux boivent avec succès des eaux de Saint-Galmier dans les cas de rhumatismes aigus. On les prescrit avec avantage aux malades en proie à des lésions organiques du foie, de la rate. De nombreuses maladies cutanées, des dartres rebelles ont trouvé une guérison solide à Saint-Galmier ; mais c'est surtout dans les MALADIES DE L'APPAREIL URINAIRE que les eaux de cette petite ville déploient toute l'énergie de leur action. Elles sont d'une efficacité précieuse dans les cas d'atonie de la vessie, dans les rétentions d'urine, dans les catarrhes de la vessie, dans les GRAVELLES. Comme les eaux de Contrexeville, elles font rendre avec facilité des graviers, des calculs, et ont opéré des guérisons chez des individus qui souffraient de la pierre. Un fait certain, c'est que les habitants de Saint-Galmier N'ONT JAMAIS COMPTÉ PARMI EUX UN SEUL CALCULEUX. Le rachitisme, les scrofules, les goîtres, sont infiniment rares à Saint-Galmier, où la douceur de l'atmosphère, la pureté de l'air, sont égales à l'excellence de ses eaux minérales.

LADEVÈZE, D. M. P.,

Inspecteur des eaux minérales.

DÉPOT GÉNÉRAL.

A Paris. chez M. Guitel, breveté, fournisseur du roi, à l'ancien grand entrepôt d'eaux minérales, rue J. J. Rousseau, 12.

DÉPOTS.

A Lyon, chez MM. Vernet, pharmacien, place des Terreaux.
— — Deschamps et Gros pharm, r. St-Dominique.
— — Benjamin Richaud, fabr. d'eaux minérales, rue Buisson, 3.
— — Bernard, herboriste, place des Carmes.
— — Pasquier, pharmacien, rue Lauterne.
— — Poncet, pharmacien, place des Carmes.
— — Boissonnet, pharmacien, à la Guillotière.
— — Lardet, pharmacien, place de la Préfecture.
— — Samion, pharmacien, place St- Michel.
— — Roussin, pharmacien, rue St-Dominique.
— — Guillermont pharmacien, rue Grenette.
— — Vallat, pharmacien, place des Cordeliers.
— — Rigollier, place St-Jean, 3.
— — Vally, négociant, montée du Chemin-Neuf, 1.
— — Bony et Cᵉ, marchands de bouteilles, rue des Célestins, 4.
— — Valuet, pharm, r. des Farges, 4., St-Just.
— — Chapelle, pharmacien, à la Croix-Rousse.
— — Gerbeau, pharm.rue des Pierres-Plantées.
A St-Etienne. . . . . . Royer, limonadier, rue de la Comédie.
— — Bastide Frères, pharmaciens, place Royale.
— — Dalley, pharmacien rue de la Comédie.
— — Savol, pharmacien, place de la Comédie.
A Roanne. . . . . Mercier, pharmacien.
— — Eugène Roubaud, pharmacien.
A Montbrison. . . . . . Pitiot-Tissier, négociant.
A Sury. . . . . Rochette, limonadier.
— — Rolland, aubergiste.
A Feurs. . . . . Veuve Rang et fils, épiciers.
A Rive-de-Gier . . . . . Etienne Pascal.
— — Chauvet, hôtel St-Jacques.
A Tarare. . . . . Baud-Goujet, négociant, Grande Rue.
— — Goutefard, épicier.
A Bourg-Argental. . . . Defour, négociant.
A St-Chamond. . . . . Berlier (Joannes), pharmacien.
— — Olagnier, pharmacien.

A Annonay. . . . . . . Dufour père et fils, pharmaciens
— — à l'Hôtel-Dieu.
A l'Arbresle . . . . Félix Duperray, confiseur.
A St-Bonnet-le-Château. Gouland, maître d'hôtel
A Mornant. . . . . . . à l'Hôtel-Dieu.
A Voiron. . . . . Brun-Buisson, pharmacien.
A Pont de-Vaux. . . . . Pacotte, pharmacien.
A Craponne . . . . Durand, pharmacien de l'Hôtel-Dieu.
Au Puy. . . . . Antoine Brenas, négociant, place du Plot.
A Givois. . . . . • Pierre Chiron, épicier.
A Vienne. . . . . Veuve Eymien, place de la Caserne.
A Grenoble. . . . . . . Lucie Potié, rue Brocherie.
A Lons-le-Saunier. . . . Passaguay, docteur médecin.
A Salins. . . . . Durrel, négociant, rue d'Olivet, 20.
A Gray. . . . . Iselin, pharmacien.
A Nice. . . . . Loni Frères, négociants.
A Châlons-S. S. . . . . Veuve Rouly et Martin, pharmaciens.
— — Duchatel, pharmacien, rue Orfèvres.
A Macon. . . . . Dumont, quai du Nord, 18.
A Villefranche. . . . . C. Guitrard, confiseur.
A Valence. . . . . Guichard et Daruly, pharmaciens,
A Avignon. . • . . . . Cassin, pharmacien, rue Orangerie.
A Nismes . . . . P.-A. Roux, bureau des messageries Galline.
A Toulon. . . . . Magagnos fils, place St-Pierre.
A Marseille . . . . Frichon, pharmacien, rue St-Ferréol, 18.
A Besançon. . . . . . . G.-F. Rouge ainé, négociant Grande-Rue.
A Strasbourg. . . . . • Jacquot, place Marché aux Herbes.
A Mulhouse. . . . . . . Koechlin-Huguenin.
A Belfort. . . . . Paillard, confiseur.
A Bâle (Suisse). . . . Lotz-Zeslin, au Spahlenberg,
— — Eml Ramsperger, négociant, rue Franche.
A Genève (Suisse) . . . A. et P.-L. Morin, pharmaciens.
A l'Ile Bourbon. . . . . Matieu, négociant.
A Batavia. . . . . Jacques Lotz, planteur.

ESSAI

SUR

LES EAUX MINÉRALES

De Saint-Galmier.

————————

La ville de Saint-Galmier , point central d'un riche canton , est située dans une exposition agréable , sur le penchant d'un coteau , à trois lieues de Montbrison et de Saint-Etienne, auprès de la petite rivière de Coise et non loin des eaux de la Loire. Son abord est facile ; elle est voisine de la grande route de Lyon. Des marchés très fréquentés appellent fort souvent dans ses murs une grande affluence d'habitants des villes et communes environnantes et des dépacements voisins. Beaucoup d'affabilité, la plus grande simplicité de mœurs , des habitudes paisibles , un sang pur et beau caractérisent son heureuse population. Son histoire offrirait quelques pages intéressantes à la description de l'antique France ; elle a aussi ses ruines et ses souvenirs. César , dans ses Commentaires, a parlé de ses eaux sous le nom d'*aquæ Segusianorum*. La plume romantique de M. Charles Nodier et le crayon spirituel et vrai d'Isabey ou du colonel Athalin,

ne dédaigneraient pas cette arcade d'une forme si hardie
et d'un effet si pittoresque, qui porte et mérite le nom
vénéré de *Pont des Romains*. Lorsque les auteurs du
Voyage dans la France ancienne, visiteront le Forez
qui promet à leur zèle une moisson si abondante, ils
n'oublieront pas sans doute de consacrer quelques
pages et un dessin à l'une des plus précieuses antiquités
du département de la Loire. On verra le Pont des
Romains, ce représentant des temps qui ne sont plus,
revivre dans leur magnifique ouvrage, tel que les âges
l'ont fait, avec ses pierres vermoulues liées par un
ciment inaltérable, sa forme élégante et ses piles gri-
sâtres assises sur des rochers escarpés, que les eaux de
la Coise couvrent sans cesse d'une écume blanchissante
en se brisant avec impétuosité contre leur indestruc-
tible élément. Un délicieux paysage ajoute au charme
de ce lieu, en offrant le contraste de la nature toujours
jeune et toujours belle avec la précoce vétusté et la
courte existence des monuments que la main de l'homme
élève.

Mais laissons à d'autres le soin de faire connaître les
droits de Saint-Galmier à l'intérêt de cette classe de
savants qui étudient les mœurs et les coutumes de nos
ancêtres dans les débris de vieux édifices, et prophéti-
sent le passé à l'aspect de ces ruines savantes : un soin
plus agréable va m'occuper. J'indiquerai au voyageur
la position de cette ville comme l'une des plus heureuses qu'il puisse rencontrer ; elle domine la plaine
du Forez, et permet à l'œil d'embrasser un horizon
d'une immense étendue. Saint-Galmier est disposé en
amphithéâtre, sur un coteau assez élevé, placé au midi
et au couchant, et voisin de hautes montagnes. Ses

murs, bàtis avec soin et d'une grande épaisseur, servent maintenant d'appui à d'élégantes terrasses. Au
bas du coteau serpentent la Coise dont les eaux peu
profondes, mais qui couvrent une large surface, bai-
gnent de fertiles prairies et les pieds de saules, d'ormes
et de peupliers touffus, dont ses bords sont plantés.
Rien de plus attrayant que la vue de la plaine du Forez;
de petites villes, de nombreux villages, des champs
féconds, la Loire qui décrit au loin de longs circuits
et que les yeux suivent jusqu'à une distance presque
incommensurable, toutes les merveilles d'une végétation vigoureuse, et, autour du plateau, des collines
couvertes de vignobles ou de bois épais attirent et cap-
tivent l'attention de l'étranger. S'il porte ses regards
sur les alentours de Saint-Galmier, un spectacle plus
agreste et non moins beau obtient son hommage. On
peut comparer à un jardin anglais la chaîne de montagnes et les vallons qui bornent au nord cette petite ville;
ceux qui l'habitent, savent seuls combien cette partie
de son territoire recèle de beaux points de vue, de posi-
tions agréables et de sites enchanteurs : à peine a-t-on
fait un court trajet dans ces lieux d'un aspect un peu
sauvage, qu'une découverte de ce genre se présente aux
yeux surpris et charmés. Là, c'est une vallée embellie
par une cascade ou le cours tortueux d'une petite rivière ; ici, un bois traversé en sens divers par des sen-
tiers qui sont de délicieuses promenades. Qu'on ne
m'accuse point de peindre avec de trop belles couleurs
les environs de Saint-Galmier : mes concitoyens diront
que je n'ai rien exagéré. Qui ne sait combien les bords
du Lignon ont reçu d'hommages ? Qui n'a entendu
parler et de l'*Astrée* et de son auteur honoré d'Urfé, le

premier panégyriste des sites agreste de notre département?

Aucun botaniste n'a encore interrogé le pays que
traverse la Coise , et cependant des trésors atten-
dent celui qui se livrera à cette étude. Une multitude
considérable de plantes curieuses peuple les ravins, les
prairies , les coteaux et les montagnes des environs
de Saint-Galmier. La diversité des expositions fait
varier beaucoup la nature des végétaux qui y croissent , et permet de trouver dans un espace fort
étroit les plantes des contrées marécageuses , celles
des montagnes et celles dont les lisières des forêts
sont bordées. On dirait que la main de Flore a couvert
ce pays aimé du Ciel des semences de toutes les fleurs
dont elle compose son élégante corbeille. J'ai été souvent étonné , dans mes fréquentes excursions autour
de la ville , de rencontrer des végétaux dont je croyais
la patrie fort éloignée. Si mes loisirs me permettaient
quelques herborisations , je me livrerais avec plaisir à
la rédaction d'un catalogue des plantes qui croissent
aux environs de Saint-Galmier. Ce travail , auquel je
n'ai point renoncé encore , offrirait peut-être quelque
intérêt aux membres de la Colonie Linnéenne de Lyon ,
et de la Société d'agriculture de la Loire.

C'est sur les bords de la Coise , c'est au centre d'un
riant paysage que se trouve la source d'eau minérale
dont l'examen est l'objet principal de cet Essai. Une
promenade embellie par de larges allées de platanes ,
offre aux malades qu'attire la renommée de la Font-
Fort un exercice non moins agréable que salutaire.
Les sources d'eaux minérales sont presque toujours
situées dans des contrées remarquables par le nombre

et le genre de leurs grâces champêtres, comme si la nature avait voulu orner de toutes ses beautés le lieu où elle présente aux hommes l'un de ses plus précieux bienfaits. Quoi de plus pittoresque que les environs d'Aix en Savoie, si célèbres par leurs cascades, leurs montagnes inaccessibles, le voisinage d'un lac, des collines sur lesquelles tout le luxe de la plus belle végétation se déploie? Qui ne connaît les bords ravissants de l'Allier et les agréments du paysage des alentours de Vichy? Il ne manque aux eaux minérales de St-Galmier, que la visite d'un personnage de haut rang pour obtenir la célébrité de leurs sœurs aînées. Ces établissements ont dû souvent leur fortune au hasard, et, le dirai-je, au caprice de la mode. Si cette mobile girouette se fixe quelque jour sur la Font-Fort, on la verra prendre parmi les eaux minérales le rang élevé dont elle est digne, par l'énergie et l'excellence de l'action de ses eaux.

Quoique cette source ne soit pas encore aussi fréquentée qu'elle le sera bientôt, rien ne manque aux besoins et à l'agrément des malades : ils sont reçus dans des hôtels fort bien servis, et Saint-Galmier leur offre, dans la saison des eaux, des commodités de toute espèce. Les magistrats de cette ville réunissent de grandes lumières au zèle le plus soutenu ; comment les avantages que la contrée peut devoir à l'établissement des eaux minérales, lorsque son service sera régularisé et sa renommée bien consolidée, auraient-ils échappé à leur perspicacité? Qu'ils me permettent de leur offrir l'hommage d'une estime sentie et de ma haute considération. Je m'applaudis d'habiter une ville dont les heureuses destinées seront le fruit de la sollicitude paternelle d'hommes qu'on a nommés, lorsqu'on a parlé de leur dévouement pour le bien général.

Un service de bains a été organisé sur les bords de la rivière par M. Ramel, un des zélés administrateurs de l'hospice civil de Saint-Galmier; dans cet établissement, tout ce qui concerne la salubrité et la propreté, peut défier les traits de la critique la plus sévère. Il est à désirer qu'on le complète incessamment par un appareil de bains de vapeurs. Cette acquisition sera peu dispendieuse, et augmentera beaucoup les cas d'application des eaux minérales. On pourra alors leur allier des fumigations de toute espèce, des douches variées, et vaincre avec plus de facilité encore des dartres, des gales, des affections vénériennes invétérées, et grand nombre de maladies qui résistent souvent long-temps aux eaux minérales administrées seulement sous la forme de boissons. Toute espèce de bains de vapeur sèche ou humide, émolliente ou tonique, sulfureuse ou mercurielle, serait à la disposition du médecin. Que ne ferait-il pas avec de si puissants auxiliaires!

***

PROPRIÉTÉS PHYSIQUES ET CHIMIQUES

DES EAUX MINÉRALES DE SAINT-GALMIER.

L'analyse des eaux minérales de Saint-Galmier a été faite, en 1773, par MM. Delilia et Willermoz : elle l'a été depuis par MM. Richard de la Prade père, médecin; Martin, Boulanger, et Maurel, pharmacien à Saint-Étienne. Je puis me placer moi-même parmi ceux qui se sont occupés à caractériser leurs propriétés physiques et chimiques. Enfin, nous devons à M. O. Henry, chef des travaux chimiques de l'Académie royale de médecine de Paris, Chimiste distingué, une bonne analyse de nos eaux.

Ce qui suit est extrait du rapport que M. O. Henry a lu à l'Académie, dans la séance du 21 mai 1839 : (1).

MESSIEURS,

« Par suite d'une demande adressée à M. le Ministre
« des travaux publics, au sujet de l'eau minérale de
« Saint-Galmier, l'Académie royale de médecine a été

Lettre du préfet de la Loire aux Maires du Département.

MESSIEURS,

Le rapport que l'Académie royale de médecine vient de faire sur les eaux minérales de Saint-Galmier est trop favorable pour que la publicité ne puisse pas en être d'une grande utilité ; aussi est ce avec une vive satisfaction que je m'empresse de vous l'adresser.

Je fais précéder ce rapport de la lettre de M. le Ministre de l'agriculture et du commerce ; elle fait connaître que rien de ce qui intéresse la santé publique ne peut être indifférent à l'administration.

Recevez, etc.   Le préfet, BARTHÉLEMY.

« Monsieur le Préfet,

« Je crois devoir vous donner communication d'un rapport qui m'a
« été adressé par l'Académie royale de médecine, sur les eaux miné-
« rales de Saint-Galmier.

« Les résultats de l'analyse de ces eaux tendent à faire penser qu'elles
« peuvent prendre rang parmi les eaux acidules gazeuses les plus
« estimées, et qu'elles méritent, par conséquent, l'attention sérieuse des
« médecins ; je vous invite, Monsieur, à donner au rapport que j'ai
« l'honneur de vous transmettre, toute la publicité qu'il peut recevoir
« par vos soins.

« Agréez, etc.

« Pour le Ministre, et par autorisation :

« *Le Conseiller d'État directeur*, signé VINCENT. »

« invitée à faire analyser cette eau dans son labora-
« toire.

« Vous m'avez chargé de ce travail ; je viens aujour-
« d'hui, Messieurs, vous en faire connaître les résul-
« tats.

« L'analyse a été opérée sur plusieurs litres de cette
« eau, dont une caisse de soixante bouteilles était par-
« venue à l'Académie royale de médecine, dans un état
« parfait de conservation.

« La source de la Font-Fort, qui sourd à Saint-
« Galmier, fournit en très grande abondance une eau
« acidule, gazeuze, connue depuis un temps immémo-
« rial par ses propriétés médicales.

« Cette eau est froide, très limpide, d'une saveur
« acidule, fraîche, fort agréable ; elle se conserve ai-
« sément sans altération ; exposée à l'air, elle dégage
« peu à peu des bulles de gaz acide carbonique, et au
« bout de quelques jours il se forme à sa surface une
« croûte cristalline de carbonate de chaux, qui se préci-
« pite bientôt au fond des vases. Soumise à l'action de
« la chaleur, l'eau de Saint-Galmier fournit assez
« promptement une grande quantité d'acide carboni-
« que et se trouble alors beaucoup en laissant aperce-
« voir, au milieu du dépôt blanc formé, quelques
« petits flocons ocracés très légers. A la source, le gaz
« acide carbonique vient crever, d'une manière un
« peu intermittente, en bulles plus ou moins grosses,
« à la surface de l'eau du bassin : il est probable qu'il
« est accompagné d'air atmosphérique ou d'azote.
« Mais on n'y annonce aucune trace d'acide hydro-
« sulfurique.

« Ayant à notre disposition une grande quantité de

« cette eau minérale , nous avons multiplié les expé-
« riences pour déterminer , d'une part, la proportion
« des principes que l'analyse qualitative nous y avait
« fait connaître ; et de l'autre , pour y rechercher des
« substances assez rares dans les eaux minérales, telles
« que le *fluate de chaux*, le *carbonate de strontiane*,
« des *phosphates de manganèse*, des *nitrates*, des *bro-*
« *mures*, des *iodures*, etc. Nos essais ont été infruc-
« tueux dans la recherche des *fluates*, des *iodures* et
« des *bromures alcalins*.

« Sans entrer dans le détail des divers modes que
« nous avons suivis , répétés et variés pour arriver à
« notre but , nous donnerons tout de suite la compo-
« sition que nous croyons devoir admettre pour l'eau
« primitive à la sortie de la source ; ces résultats se
« rapportent à un poids de mille grammes de cette
« eau minérale.

ANALYSE DE L'EAU MINÉRALE NATURELLE DE SAINT-GALMIER.

	grammes.
Acide carbonique libre (environ plus d'un litre).	2,082.
Bi-carbonate de chaux — de magnésie	1,037.
— de soude anhydre	0,238.
— de strontiane.	0,007.
— de fer — de manganèse	0,009.
Nitrate de magnésie.	0,060.
Chlorure de sodium.	0,216.
Sulfate de soude anhydre	0,079.
Sulfate de chaux anhydre.	0,180.
Phosphate soluble.	traces.
Silice et alumine	0,036.
Matière organique non azotée (génie)	0,024.
Eau pure.	996,032.
	1,000,000.

1,886

« Un mot seulement sur les moyens à l'aide desquels
« nous sommes parvenus à reconnaître la présence du
« *nitrate de magnésie* et de *manganèse.*

« Ayant versé de l'acide sulfurique sur le résidu des
« sels solubles de l'eau évaporée , j'avais été frappé de
« l'odeur de *chlore* qui se dégageait peu après; et
« comme je n'avais trouvé dans ces sels aucune trace
« de *bromure*, je pensais que cette odeur provenait,
« par suite de réactions , de la présence d'une certaine
« quantité de *nitrate* et de *chlorure.* Le mélange ne
« fusant pas toutefois .sur les charbons ardents, je
« cherchai à éliminer le *chlorure de sodium* qui cris-
« tallisait en cubes (visibles soit à l'œil , soit à la
« loupe) ; dans ce but , je fis usage du sulfate d'argent
« légèrement ammoniacal et très étendu d'eau; ce sel
« fut versé goutte à goutte dans le mélange à analyser ,
« et le *chlorure* d'argent fut séparé ensuite et pesé,
« la liqueur filtrée , privée à part de tout sel d'ar-
« gent, fut évaporée à siccité. On reprit par l'alcool
« à 40° le résidu , on filtra , afin d'isoler tout le sulfate
« de soude , et l'évaporation du liquide fournit un *ni-*
« *trate* fusant alors sur les charbons ardents , donnant
« avec la brucine et l'acide sulfurique une couleur
« *rouge de sang* , et enfin produisant, avec la limaille
« de cuivre et le même acide, des vapeurs *d'acide*
« *nitreux* très prononcées.

« Quant au *manganèse*, nous avons déterminé sa
« présence par un mode fort simple, qui consiste à
« prendre le mélange d'*oxide de fer* et de *manganèse*
« présumé , et à le calciner fortement dans un petit
« creuset de porcelaine avec de la potasse pure et du
« chlorate depotasse; le résidu d'une couleur *verdâtre* ,

donne avec l'eau une couleur *rose* plus ou moins intense, quand il y a des traces de manganèse.

« D'après la nature et la proportion des principes
« qui minéralisent l'eau de Saint-Galmier, on est en
« droit de lui attribuer les bons effets qu'elle paraît
« produire sur l'économie animale ; car, outre les bi-
« carbonates alcalins et terreux, dont l'action, dans
« certaines maladies de l'estomac et des voies urinai-
« res surtout, paraît avantageuse, cette eau minérale
« renferme une très grande proportion d'*acide carbo-*
« *nique* libre, puis une petite quantité de *nitrate*, et
« quelques sels purgatifs qui ne jouissent pas d'une
« moindre efficacité.

« Le *nitrate de magnésie*, entre autres, semble ex-
« pliquer l'ancienne réputation de ces eaux dans cer-
« taines affections de la vessie, et ce fait si remarqua-
« ble, que *les habitants de Saint-Galmier n'ont jamais*
« *compté parmi eux un seul calculeux.*

« En résumé, les propriétés médicales de l'eau de
« Saint-Galmier sont constatées depuis un temps im-
« mémorial ; les principes que l'analyse y fait recon-
« naître, prouvent qu'elle peut prendre rang parmi les
« eaux acidules gazeuses les plus estimées, et mériter,
« en conséquence, l'*attention sérieuse* des médecins et
« des thérapeutistes (1). »

Un grand nombre des habitants de Saint-Galmier emploient les eaux minérales de la Font-Fort pour le service de la table ; l'habitude d'en faire usage les

---

(1) L'Académie royale de Médecine de Paris, dans sa séance
~~~ai 1839, a adopté unanimement les conclusions du Rapport
ci-dessus.

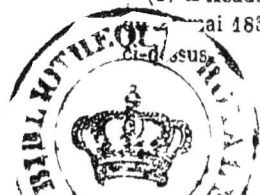

BIBLIOTHÈQUE

soustrait à son action médicale, toujours assez grande chez ceux qui ne sont point familiers avec elle.

On ne peut douter que le gaz acide carbonique, cette base de l'eau de Seltz, ne soit le principe dominant dans les eaux minérales de Saint-Galmier, et celui auquel elles doivent leurs propriétés médicales.

L'un des membres les plus distingués de la Société d'agriculture, arts et commerce de la Loire, et des médecins les plus recommandables de Saint-Etienne, M. le docteur Lanyer, conseiller d'état et membre de de la Chambre des députés, a fait, entre les eaux minérales de Saint-Galmier et de Seltz, un parallèle fort intéressant, dont les conclusions sont entièrement conformes à mes observations. L'analogie est remarquable : toutes deux sont froides, claires, limpides, piquantes, légèrement salées. Les habitants du bas Selters, et une partie de ceux de Schwalbach et de Francfort, se servent, comme ceux de Saint-Galmier, de l'eau minérale comme boisson et médicament. M. Alibert, qui a classé avec talent les eaux minérales, place celle de Saint-Galmier dans sa division des acidules, second genre, acidules froides. Il compose ce genre des eaux de Chateldon, Pougues, Bar, Saint-Myon, Médague, Vic-le-Comte, Langeac, Seltz, Saint-Galmier.

Mais le docteur Lanyer trouve encore une analogie de principe entre les eaux minérales de Saint-Galmier et celles de Vichy. J'avoue que je ne puis partager son opinion : celles-ci sont composées, suivant ce médecin, d'acide carbonique, de carbonate de chaux, de carbonate de magnésie, de carbonate de fer, de carbonate

de soude, de sulfate et de muriate de soude; il recon-
naît cependant une portion bien plus considérable de
sels purgatifs dans les eaux de Vichy que dans celles
de Saint-Galmier. M. Lanyer sait parfaitement que le
caractère spécial de telle ou telle eau minérale, c'est
la prédominance de tel ou tel principe. Deux liquides
de ce genre ne pourront être comparés, bien qu'ils
contiennent des éléments communs, s'ils ont une base
différente. Celles-là sont ferrugineuses et thermales,
celles-ci acidules et froides. Nulle analogie entre leurs
effets; c'est la preuve la plus certaine qu'il ne saurait
exister entre elles identité de nature. Elles ne conviennent pas, à beaucoup près, au même genre de
maladies. Un médecin, qui ne verrait dans les unes
et dans les autres qu'une différence du plus au moins,
commettrait une erreur grave et s'exposerait à com-
promettre la vie des malades qu'il soumettrait à leur
action. Les eaux minérales de Saint-Galmier peuvent
être employées avec avantage dans un nombre de cas
bien plus grand que les eaux de Vichy. Et qu'on ne
s'etonne pas de cette assertion : celles-là sont une boisson rafraîchissante, calmante, et par conséquent un
élément essentiel du traitement de la plupart des irritations, surtout gastriques; celles-ci sont un médicament stimulant, d'une grande violence, exclu par sa
nature du traitement des phlegmasies, surtout aiguës,
et dangereux quand il n'a pas été utile. On peut user
et quelquefois abuser des unes sans inconvénient, à
quelques coliques ou déjections alvines près; les autres
sont une arme redoutable avec laquelle on ne saurait
jouer sans se blesser.

Appréciation de l'action médicale des eaux minérales de Saint-Galmier.

S'il était possible de retrancher de l'action des eaux minérales en général les effets de changement d'air, de régime, d'habitudes, du voyage, des plaisirs variés qu'offre aux malades leur séjour dans une contrée presque toujours favorisée par la nature, on aurait sans doute beaucoup à diminuer des éloges magnifiques que donnent à ces établissements les médecins qui les gouvernent. Aussi, nous l'avouerons, l'action médicamenteuse de ces eaux est beaucoup secondée par l'exercice, la distraction, l'espoir d'une guérison prochaine, la régularité dans les heures du repas, le lever, le coucher. Les malades, comme le dit le docteur Bertrand, dans ses Recherches sur les eaux du Mont-d'Or, se trouvent tout-à-coup lancés dans un monde nouveau, au milieu d'une foule mouvante, inoccupée, exempte de soins, libre de devoirs, affranchie d'affaires, où chacun ne songe qu'à son rétablisment, et travaille, sans s'en douter, au rétablissement des autres. On se voit, on s'encourage mutuellement, en s'entretenant de ses maux; il est si doux d'en parler à qui nous écoute! Et quel autre nous écouterait avec l'intérêt de celui qui souffre lui-même? Que les heures qui s'écoulent dans de pareils entretiens se passent doucement! que de moments d'inquiétude et de découragement ils préviennent!

Autre chose est de prendre les eaux minérales à une grande distance de leur source, et sur le lieu même où celle-ci les verse. Tel malade, qui n'a eu qu'à s'applaudir d'un voyage à Bagnères ou à Néris, est surpris de faire usage sans succès, dans sa demeure, des mêmes eaux dont il avait tant à se louer. Médecin dans un pays qui possesède des eaux minérales excellentes, je n'aurai pas assez peu de philosophie pour les transformer en panacée universelle, et pour me faire illusion à moi-même sur les causes secondaires des succès nombreux que mes confrères et moi obtenons de leur emploi.

Elles ont une grande et antique renommée dans le Forez : cette célébrité, elles la justifient. Je ne me bornerai point à citer mon expérience. Depuis plus de cent soixante ans que la médecine est pratiquée à Saint-Galmier par ma famille, toujours les salutaires effets des eaux de la Font-Fort ont été remarqués, et leur action soigneusement étudiée.

Avant d'étudier les maladies qui réclament leur emploi, faisons connaître quelles précautions doivent précéder leur usage.

On ne doit se déterminer à prendre les eaux que d'après les conseils d'un médecin instruit. Si les eaux minérales ne produisent pas toujours les résultats qu'on en attendait, c'est l'indocilité, la négligence, ou l'intempérance des malades, qu'il faut en accuser. Le médecin-inspecteur des eaux doit être particulièrement consulté ; personne mieux que lui ne connaît comment elles agissent, et de quelles modifications leur emploi est susceptible. Nul médecin ne peut avoir sur ce sujet important une expérience aussi variée et aussi positive que la sienne, c'est lui qui prescrira à chacun le régime qu'il doit observer ; et, par ce

mot , il ne faut point entendre seulement ce qui
regarde les boissons et les aliments , mais encore le
repos , l'exercice , le sommeil , la veille , la manière
de se vêtir; enfin, tout ce qui concerne les modifi-
cateurs du corps humain. La manière de bien diriger
le régime , est sans contredit la base fondamentale et
la partie la plus essentielle du traitement de toutes les
maladies. On serait grandement dans l'erreur si l'on
regardait cette science comme une chose facile : il ne
s'agit pas de quelques règles générales que l'on applique
à tout le monde et que tout le monde connaît ; il s'agit
d'établir ce qui convient le mieux à chaque individu ,
à chaque tempérament , à chaque âge, en un mot, à
chaque circonstance. Ce travail exige une connaissance
profonde de l'etat du malade et des ressources de la
nature. Dans les maladies , les moindres erreurs
peuvent être mortelles , ou du moins très dangereuses.
Le médecin-inspecteur prescrira les préparations qui
doivent précéder l'usage des eaux , indiquera l'heure
de la matinée où il convient le mieux de se rendre à la
source , la quantité de verrées que chacun doit boire ,
l'intervalle précis qu'il faut laisser entre chaque verrée,
le nombre de jours que l'on doit prendre les eaux ,
la manière de terminer leur emploi ; lui seul déter-
minera si elles peuvent être administrées pures ou
coupées , tièdes ou froides , s'il est à propos ou non
d'y ajouter des sels neutres , et si leur usage doit être
secondé de celui des bains. Combien de fois n'ai-je pas
vu des buveurs d'eau payer chèrement de leur santé
l'imprudence qu'ils avaient commise en se constituant
les arbitres de leur conduite ! combien de fois n'ai-je
pas eu à déplorer les suites d'un abus qui n'est que

trop commun parmi ceux qui prennent les eaux de la
Font-Fort! La plupart de ces derniers, dans l'intention d'accélérer leur guérison et d'abréger leur séjour
aux eaux, en boivent beaucoup trop à la fois les
premiers jours de leur arrivée ; cette imprudence ne
demeure point impunie: une anxiété générale, des
pesanteurs d'estomac, divers mouvements convulsifs,
des irritations gastriques, une céphalalgie violente,
et quelquefois des phlegmasies graves se développent
avec énergie, par l'emploi à trop haute dose d'eaux
minérales dont l'action sur l'organisme n'est salutaire
que lorsqu'une grande prudence préside à leur administration. Telle quantité de ce liquide qui, prise en
trois jours, a enfanté l'une de ces maladies, aurait
produit d'excellents effets si elle avait été confinée aux
voies gastriques pendant le cours de plusieurs semaines;
autant une sage lenteur eût été utile, autant devient
dangereuse trop de précipitation.

Les eaux de la Font-Fort ne conviennent pas à
toutes les maladies, à tous les tempéraments ; elles doivent être rigoureusement défendues aux constitutions
éminemment nerveuses et irritables, et aux malades
qui sont frappés de la phthisie pulmonaire, ou de
phlegmasies aiguës. Mais leur efficacité, comme agent
thérapeutique dans un grand nombre de circonstances,
est depuis long-temps constatée par des observations
irrécusables et très multipliées.

L'application de la physiologie à la médecine a fait,
depuis quelques années, une révolution immense, su-
périeure, sous le rapport des avantages que la société
en retire, à l'importante découverte de la vaccine. En
faisant connaître l'organe souffrant dans ces maladies,

la doctrine nouvelle a aussi révélé le secret de le rendre à l'exercice libre et régulier de ses fonctions. On méconnaissait souvent les irritations de l'estomac et des intestins (de tous les maux qui nous affligent, le plus commun et le plus redoutable). Un jour nouveau à lui, et maintenant l'art de guérir a acquis, sous le rapport de ses procédés et de ses avantages, un degré de certitude dont il avait manqué jusqu'alors. Les eaux minérales de Saint-Galmier conviennent parfaitement dans le traitement des inflammations si nombreuses, si fréquentes de l'estomac et des intestins, surtout lorsque la maladie n'a pas atteint encore ou a franchi la période aiguë.

La boisson que l'on conseille dans ces cas, spécialement dans le traitement des gastro-entérites chroniques, c'est l'eau gazeuse, c'est un liquide frais et acidule. Tel est le caractère de l'eau minérale de la Font-Fort : aucune boisson ne saurait être plus agréable à la surface muqueuse irritée.

On fait à Lyon, et dans d'autres villes, un grand usage de l'eau de Seltz ; elle est conseillée pour boisson habituelle, soit pure, soit coupée avec l'eau ordinaire, aux personnes dont les voies gastriques sont très irritables. Nul doute qu'elle ne puisse être remplacée par l'eau de la Font-Fort, qu'on se procurerait à de bien moindres frais. Que lui manque-t-il pour acquérir la célébrité de sa rivale ? une origine étrangère.

Quelques estomacs ont une grande disposition au vomissement : dans ces cas assez communs, une irritation accidentelle condamne ce viscère à des contractions convulsives violentes ; les médecins prescrivent alors la potion anti-émétique de Rivière, qui agit par le gaz acide carbonique qu'elle dégage abondamment, et dont le résidu est un sel irritant laissé dans les voies digestives; cette potion serait remplacée fort avantageusement par les eaux minérales de Saint-Galmier : j'ai eu souvent l'occasion de m'en convaincre. Une jeune sœur de l'hôpital de Saint-Chamond , d'une constitution délicate et presque anémique, était cruellement tourmentée depuis un an par des vomissements opiniâtres. Tout l'arsenal des anti-spasmodiques et des anti-émétiques est employé en vain ; l'irritation gastrique augmente. La malade vient à Saint-Galmier, me consulte, et est soumise à un traitement composé d'application de sangsues sur l'épigastre, d'un régime sévère, et de l'usage à l'intérieur de l'eau de la Font-Fort coupée avec du lait ; cette médication triomphe , en quelqnes semaines, de la gastrite chronique. La phlegmasie reparaît sept mois plus tard , et s'annonce encore par des vomissements moins intenses, il est vrai, que les premiers : mêmes prescriptions, mêmes succès ; la maladie n'a pas reparu.

La boulimie, le pica, le pyrosis, les diarrhées, toutes ces manières d'être si communes de la gastro-entérite chronique , réclament les eaux minérales de la Font-Fort. Je fais usage de ce médicament avec un merveilleux succès , tantôt n'employant que lui , tantôt le modifiant par son union à d'autres substances médicinales, et toujours en lui donnant pour auxiliaires l'usage méthodique de l'exercice et un régime bien ordonné.

C'est particulièrement sur l'appareil urinaire que nos eaux déploient leur action ; elles conviennent, par excellence, aux malades affectés de gravelle et d'irritation chronique des reins. Jamais, de mémoire d'homme, on a vu d'habitants de Saint-Galmier souffrir de la présence d'une pierre dans la vessie ; jamais aucun d'eux n'a été dans la nécessité de se soumettre à l'opération de la pierre : ils doivent cet avantage à l'usage quotidien qu'ils font de leurs eaux minérales, le meilleur, le moins irritant des diurétiques.

Un homme de trente-deux ans , brun , fortement constitué , se présente à moi et se plaint d'une douleur profonde et vive dans la région du rein ; cette partie de l'abdomen est sensible au toucher ; l'urine est sécrétée en petite quantité , rouge , graveleuse et chargée d'un sédiment abondant. Ce malade, étranger au département , avait été opéré de la pierre à l'âge de douze ans , et craignait avec raison d'être dans le cas de l'être une seconde fois. Les eaux de Saint-Galmier lui sont prescrites pour tout médicament ; il en prend trois verres le premier jour, quatre le second , et ainsi progressivement jusqu'à quinze dans les vingt-quatre heures. Bientôt l'irritation du rein diminue ; un flux abondant d'urine limpide s'établit ; cet homme est guéri en cinq semaines, et , reconnaissant envers sa bienfaitrice, il s'engage à faire chaque année une visite à la fontaine de la Font-Fort, et à prendre de loin à loin son eau salutaire dans son domicile. Sa santé est maintenant excellente.

Toutes les irritations abdominales chroniques , particulièrement celles du foie, cèdent à l'action de nos eaux minérales , lorsque la désorganisation n'a pas fait encore de grands progrès. Elles sont très utiles aux femmes chlorotiques, à celles qui ont ce qu'on nomme vulgairemement des dépôts de lait, et à celles dont l'évacuation périodique est arrètée ou se fait irrégulièrement.

Madame A***, de Lyon, mariée depuis cinq ans, n'avait pas d'enfant et désirait ardemment, mais sans succès, d'en avoir. Comme la plupart des femmes des grandes villes, elle était affectée de flueurs blanches, et, fidèle aux antiques errements, son médecin combattait sa leucorrhée en remplissant son estomac de martiaux, de toniques, d'astringents. L'irritation gastrique nourrissait celle de l'utérus et du vagin, et, sous l'influence de ce traitement incendiaire, la perte blanche, loin de tarir, devenait de plus en plus abondante. Certain que la maladie était une phlegmasie chronique, instruit par plusieurs exemples que la stérilité est souvent causée par une irritation chronique de l'utérus, je conseillai à madame A*** les eaux de Saint-Galmier; elle eut confiance en mes promesses, et s'en est bien trouvée. Deux voyages ont opéré sa guérison et le second a été promptement suivi d'une grossesse dont les suites ont été très heureuses.

Citerai-je des observations de rhumatismes guéris par les eaux de la Font-Fort? mais parmi le grand nombre de celles que je possède, lesquelles choisirai-je? Dans les derniers jours du mois de juin 1817, un homme des environs de Saint-Bonnet-le-Château, âgé de trente-huit ans, d'une constitution forte et athlétique, d'un tempérament bilioso-sanguin, entre dans mon cabinet, soutenu par deux hommes et appuyé sur deux béquilles. Il m'annonce le dessein d'aller aux eaux d'Aix en Savoie chercher quelque soulagement à un rhumatisme qui, né depuis deux ans, l'avait depuis

six mois privé de l'usage de ses membres. Je l'examine,
je l'interroge sur ses maux : son visage est fortement
coloré, ses yeux sont étincelants, les carotides battent
avec force; sa langue, couverte au milieu de mucosités
brunâtres, épaisses, est sur ses bords d'un rouge ce-
rise; il se plaint d'une douleur fixe dans la région de
l'estomac, d'une céphalalgie intense, d'une soif inextin-
guible et d'une constipation opiniâtre. Le traitement
auquel il a été soumis s'est composé de tisanes sudori-
fiques, de stimulants les plus violents, d'applications
réitérées de vésicatoires, et a souvent causé une gastralgie excessive, des vomissements et des selles san-
guinolentes. L'existence d'une phlegmasie gastro-in-
testinale aiguë me paraît évidente; j'attribue aux re-
mèdes incendiaires qui ont été prescrits la violence de
l'inflammation. Docile à mes conseils, le malade re-
nonce à son voyage aux eaux d'Aix : une copieuse sai-
gnée est faite, et répétée deux jours après ; quarante
sangsues sont placées, dans l'intervalle, sur la région
épigastrique; j'ordonne des bains, un régime sévère,
et pour boisson du petit-lait et une limonade gom-
meuse; bientôt une grande amélioration se déclare :
dès ce moment l'usage des eaux minérales est com-
mencé. Elles irritent l'estomac pendant les premiers
jours de leur emploi; la gastralgie reparaît, mais est
promptement anéantie par une application de dix-huit
sangsues sur l'épigastre, réitérée peu de jours après
pour enlever des maux de tête violents. Ces effets ob-
tenus, je prescris de nouveau les eaux de la Font-
Fort, mais avec l'attention de les couper d'abord avec
une infusion de feuilles d'oranger, puis avec une solu-
tion de gomme arabique. Enfin, l'estomac s'habitue à

leur action, et la reçoit sans mélange pendant deux mois. Gastralgie, céphalalgie, constipation, rhumatisme, tout disparaît ; les articulations sont raides encore, mais cependant obéissent aux volontés du malade. Je lui conseille de consolider sa guérison par un second voyage aux eaux l'année suivante ; il tient parole, et, à l'étonnement extrême de ceux qui l'avaient vu dans le piteux état où il se présenta à moi, retourne à Saint-Bonnet, radicalement guéri de tous ses maux.

Beaucoup d'éruptions dartreuses sont causées par des phlegmasies chroniques de viscères abdominaux : elles font de rapides progrès si, méconnaissant leur étiologie, le médecin verse des liquides stimulants sur une surface muqueuse irritée ; elles diminuent et disparaissent lorsqu'un traitement bien ordonné éteint la gastro-entérite latente qui les nourrit. Cette maladie est combattue avec succès par les eaux de la Fon-Fort. J'explique de cette manière un grand nombre de guérisons de dartres, que j'ai obtenues.

L'indication générale des maladies très variées que l'on attaque avec bonheur par l'emploi méthodique des eaux de la Font-Fort, était l'objet spécial de cet Essai ; si j'avais voulu faire un livre, il m'eût été facile d'y parvenir en publiant une partie des observations que j'ai recueillies. Mais j'ai écrit pour être utile, si je pouvais, à mes concitoyens, et non avec la prétention de briguer un succès littéraire. Heureux dans le traitement d'une multitude considérable de maladies, par l'usage raisonné de nos eaux minérales, il m'a semblé que je devais indiquer leurs propriétés à l'expérience et aux lumières de mes confrères, et que, taire leurs bienfaits journaliers, ce serait de ma part une ingratitude condamnable. Tout médecin qui croit avoir trouvé un moyen d'être utile à l'humanité, doit compte à la société de sa découverte : voilà le motif et la justification de cet Essai.

EXTRAIT DU COURRIER DE LYON

Du 11 juillet 1837.

Près de la rivière de Coise, à peu de distance des bords de la Loire, à trois lieues environ de Montbrison et de Saint-Etienne, on trouve une petite ville dont le nom est depuis long-temps en honneur parmi les médecins et les malades, grâce à une source d'eau minérale qui produit chaque année de nombreuses guérisons : cette petite ville, où beaucoup de personnes souffrantes vont demander la santé, s'appelle Saint-Galmier.

Les eaux de Saint-Galmier, qui ont eu l'honneur d'une mention très favorable dans le Dictionnaire des sciences médicales et dans plusieurs manuels des eaux minérales ; les eaux de Saint-Galmier, qui figurent sur la carte des principales sources médicamenteuses de la France, ne sont point encore fréquentées par les oisifs, les fashionables et les chevaliers d'industrie qui encombrent les hôtels d'Aix en Savoie, de Baden, de Spa et des Pyrénées ; mais, en revanche, de nombreux malades vont, chaque année, demander leur rétablissement à la Naïade des bords de la Coise, et bien peu regagnent leurs foyers sans avoir à se louer des heureux effets de son onde agréable et bienfaisante.

Depuis long-temps la source de Saint-Galmier est connue des médecins ; elle a été l'objet de quelques analyses et de plusieurs notices médicales : le savant Raulin en parle dans son *Traité analytique des eaux minérales*, publié en 1774 ; le père d'un de nos médecins les plus recommandables, M. Richard de Laprade, s'en est occupé assez longuement dans son *Analyse des eaux minérales du Forez*, qui parut en 1778. En 1833, enfin, un médecin distingué par son savoir et son mérite, M. le docteur Ladevèze, a

32

publié un Essai sur les eaux minérales de Saint-Galmier,
dans lequel il rapporte les analyses qui ont été faites,
et donne d'intéressants détails sur leurs propriétés médicales.

M. le docteur Ladevèze commence sa notice par une description topographique de Saint-Galmier et de ses environs.
C'est heureusement débuter auprès de son lecteur que de
lui faire aimer d'avance les lieux où l'on veut l'attirer par
l'attrait tout puissant de la santé et du plaisir. — Saint-
Galmier, au rapport de M. Ladevèze, offre à l'étranger
l'aspect d'un paysage délicieux : points de vue magnifiques,
belles eaux, sites agrestes, végétation vigoureuse, et jusqu'à
un monument antique connu sous le nom de *Pont des
Romains* ; on y trouve tout ce qui plaît aux hommes
d'imagination, tout ce qui séduit les âmes rêveuses, et
charme même les simples curieux. Les poétiques souvenirs
qui peuvent animer les déserts et peupler les solitudes ne
manquent pas non plus à Saint-Galmier : Honoré Durfé,
dans son roman de l'*Astrée*, a célébré en prose d'idylle
et d'églogue les bords riants, les rives champêtres et pit-
toresques du Lignon et de la Coise.

La source minérale de Saint-Galmier, qu'on appelle
dans le pays la *Font-Fort*, est abondante et donne une eau
à la surface de laquelle on voit constamment s'élever une
grande quantité de bulles d'acide carbonique, c'est-à-
dire de cette espèce d'air dont on se sert pour composer
l'eau gazeuse artificielle. L'eau de la Font-Fort, chargée
de tout le gaz qu'elle peut dissoudre à la pression ordinaire
de l'atmosphère, est froide, limpide et d'une saveur acidule
très agréable. On peut en faire usage comme boisson habituelle sans le moindre inconvénient ; elle a pour effet im-
médiat d'exciter la digestion d'une manière douce,
modérée et sans irriter l'estomac, et pour effet secondaire
une action diurétique très prononcée.

L'eau minérale de Saint-Galmier présente une analogie très frappante de nature et de propriétés avec la plus célèbre des eaux acidules, avec l'eau de Seltz, dont la source se trouve dans la principauté de Hesse-Cassel. Dans celle-ci, comme dans la première, l'eau, principalement minéralisée par le gaz acide carbonique, contient encore du carbonate de soude, du carbonate de chaux, du carbonate de magnésie, à l'état de bi-carbonates, de chlorure de sodium ou sel marin, et quelques autres principes en très petite quantité. Cette analogie de composition fait que ces deux eaux gazeuses naturelles possèdent les mêmes propriétés médicales, et qu'on peut employer l'eau de Saint-Galmier dans tous les cas où les eaux de Seltz sont préconisées.

Les propriétés thérapeutiques de l'eau minérale de Saint-Galmier ont été bien constatées par l'expérience, car elle jouit d'une grande et ancienne renommée dans le Forez. M. le docteur Ladevèze, dont la famille compte des médecins à Saint-Galmier, depuis plus de cent soixante ans, donne à cet égard, dans sa Notice, des détails qui méritent la plus entière confiance.

C'est particulièrement dans les *maladies chroniques de l'estomac et des intestins* que l'eau acidule de Saint-Galmier peut être employée avec avantage : elle fait cesser la susceptibilité anormale de ces organes, et rétablit, en peu de temps, les fonctions digestives affaiblies par l'usage des boissons émollientes et par une longue privation d'aliments ; c'est pour la même raison qu'elle est très utile dans les *convalescences.* Son emploi est encore très convenable dans les cas où il y a gastralgie, vomissements nerveux ou spasmodiques ; elle produit aussi d'excellents effets dans les irritations et engorgements chroniques du foie, dans les diarrhées anciennes qui ont conduit le malade à un état de faiblesse et d'épuisement.

Mais c'est particulièrement dans les *affections des or-*

ganes urinaires qu'on ordonne les eaux de la Font-Fort
avec un grand succès ; elles conviennent , par excellence ,
aux malades affectés de *gravelle* et d'irritation chronique
des reins et de la vessie. *De mémoire d'homme*, dit M. le
docteur Ladevèze, *on n'a vu d'habitants de Saint-Galmier souffrir de la présence d'un calcul dans la vessie* ;
jamais aucun d'eux n'a été dans la nécessité de se soumettre à l'opération de la pierre ; ils doivent cet avantage à
l'emploi quotidien qu'ils font de leur eau minérale, le plus
sûr et le moins irritant des diurétiques.

Faire usage des eaux de la Font-Fort à la source même ,
est , à coup sûr , le meilleur moyen de tirer de leur emploi
tout l'avantage qu'on en peut attendre ; cependant ces eaux
sont du nombre de celles qui peuvent être transportées sans
subir d'altération. Depuis quelque temps M. BADOIT , qui
tient la ferme de ces eaux , a eu lieu d'en établir plusieurs
dépôts à Lyon ; presque aussitôt leur usage a été adopté
par beaucoup de médecins , et s'est répandu dans un grand
nombre de familles. Ces eaux , qui sont livrées à un assez
bas prix, peuvent remplacer l'eau naturelle de Seltz, et lui
sont même préférables , à cause de la proximité de la
source, qui permet d'en recevoir journellement.

L'eau minérale de Saint-Galmier , mise en bouteille
telle qu'elle coule à la source et sans aucune addition artificielle , est une excellente boisson , propre à entretenir les
forces digestives pendant les temps de chaleur. Beaucoup
de personnes, qui ne peuvent supporter l'eau gazeuse,
font usage d'eau de Saint-Galmier sans en éprouver la
moindre incommodité ; c'est aussi pour cette raison que
plusieurs médecins la prescrivent de préférence à l'eau de
Seltz artificielle, dans les maladies où celle-ci est recom-
mandée.

En rapportant les détails qui précèdent, nous n'avons
pas eu , du reste, pour intention de faire une annonce favorable à l'établissement de Saint-Galmier ; notre seul but

était d'éclairer nos concitoyens sur les propriétés et les avantages d'une eau minérale, dont l'usage commence à se répandre dans notre ville.

Lyon, le 10 juillet 1837.

Depuis la publication de cet article, où tout le monde a reconnu le savoir et la plume facile de M. Alphonse Dupasquier, médecin de l'Hôtel-Dieu, professeur de chimie à l'école de médecine de Lyon et à la Martinière, l'usage des eaux de Saint-Galmier est devenu général dans cette ville.

C'est aujourd'hui un objet de grande consommation à Lyon, de même qu'à Saint-Etienne et dans beaucoup d'autres grands centres de population, particulièrement du département du Rhône, de celui de la Loire et de plusieurs autres départements environnants. L'usage commence aussi à s'en répandre dans les villes du Midi de la France, à Paris, dans quelques villes de la Suisse, en Italie, dans les Colonies et jusqu'à l'île Bourbon.

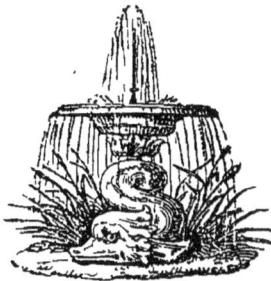

LYON. — IMPRIMERIE NIGON, RUE CHALAMONT, 5.

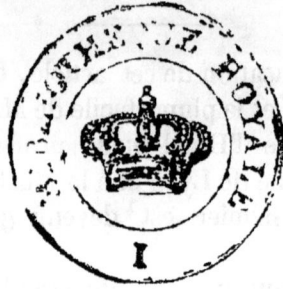

www.ingramcontent.com/pod-product-compliance
Lightning Source LLC
Chambersburg PA
CBHW032256210326
41520CB00048B/4292